AF310616

GUÉRISON POSITIVE

DES MALADIES

CHRONIQUES,

QUI ONT RÉSISTÉ A TOUS LES MOYENS MIS EN PRATIQUE
PAR L'ANCIENNE MÉDECINE,
ET DEVANT LESQUELLES ONT ÉCHOUÉ
LES NOUVEAUX SYSTÈMES CONNUS JUSQU'A CE JOUR;

Par le Docteur

TAISSEIRE DE SAINT-MARC,

Membre de la Société de l'Asile royal de la Providence,
de la Charité de St-Roch, et de l'Académie royale de
Turin, importeur de la méthode Priesnitz.

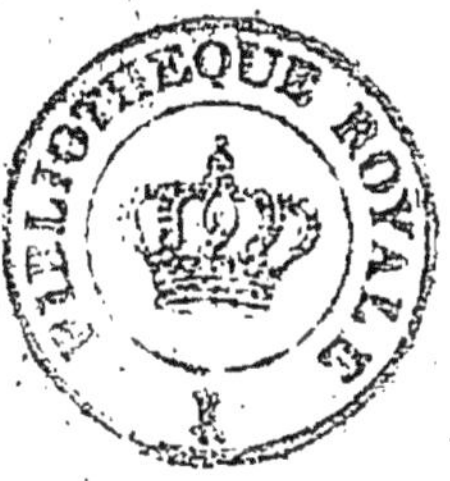

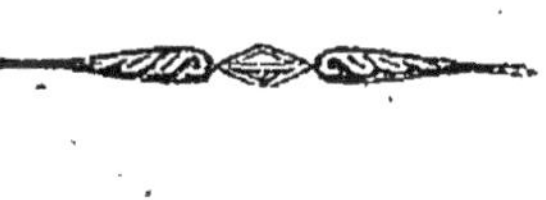

A PARIS,

CHEZ LES PRINCIPAUX LIBRAIRES, ET CHEZ L'AUTEUR,
place des Petits-Pères, n. 9,
où l'on délivre le présent *gratis*.

CONSULTATIONS TOUS LES JOURS,
de 7 à 9 heures du matin et de 1 à 4 heures le soir,

Place des Petits Pères, 9.

1843

AU LECTEUR.

Quelle que puisse être votre antipathie pour les publications médicales, quelle que soit votre confiance ou votre prévention pour l'ancienne ou la nouvelle méthode de guérir, veuillez, je vous prie, arrêter les effets de votre jugement, pour n'écouter que la voix de l'humanité.

L'auteur de cet ouvrage espère que les vérités frappantes et incontestables que vous rencontrerez dans le cours de cet ouvrage vous paraîtront dignes de considération, puisqu'elles touchent de si près au bonheur de l'homme, à son bien-être physique et moral. Il a la ferme conviction que si, après l'avoir parcouru, vous lui accordez votre suffrage, vous voudrez bien concourir à lui donner le plus de publicité qui sera en votre pouvoir, et vous-même alors cher, lecteur, vous aurez travaillé au bonheur de l'humanité !

GUÉRISON POSITIVE

DES

MALADIES CHRONIQUES.

Dans ces temps modernes, l'homme s'occupe moins de perfectionner les sciences, de leur imprimer une marche progressive, que de profiter des connaissances acquises, se laissant entraîner souvent dans une fausse voie, parce qu'il n'est pas conduit par l'expérience et le discernement, deux flambeaux indispensables pour marcher d'un pas assuré dans le domaine de la science, domaine immense et profond qui offre toujours à celui qui l'explore quelques parties inconnues. Voilà pourquoi nous voyons apparaître tant de nouveaux systèmes, voilà pourquoi nous voyons tant de théories nouvelles se succéder avec une rapidité inouïe. C'est que tout ce qui ne repose pas sur des bases solides est bientôt ébranlé, et s'écroule avec la rapidité qui avait présidé à son élévation.

L'habitude de l'observation nous a appris, au contraire, que toute méthode assise sur les lois de la nature, et sagement appliquée, ne peut manquer d'être efficace et durable.

Fort de cette conviction, nous avons, avant tout, voulu asseoir notre méthode sur des bases d'une solidité incontestable. Son principe est d'aider, de seconder les efforts réparateurs de la nature, et de faciliter le déploiement de la force vitale, en même temps qu'il repousse sans violence, à l'aide de médicamens dont les vertus spécifiques ont été longtemps appréciées, toutes les perturbations qui tendent à rompre l'équilibre de la santé.

On ne l'ignore pas, l'harmonie de tous les organes du corps est si nécessaire à notre conservation, que la moindre lésion organique suffit pour mettre en émoi tout notre être. Une sensation vive, une chute légère déterminent chez certaines personnes une excitation considérable dans tout le système nerveux; chez d'autres, la suppression brusque de la transpiration active amène souvent de grands désordres. Combien plus dangereux doivent être les résultats de la déperdition des humeurs simultanément sollicitées par des émissions sanguines, des saignées, des sueurs forcées, des purgations violentes trop souvent répétées, et aussi par l'application des vésicatoires, sétons, cautères, etc., moyens violens et douloureux, bien faits pour aggraver les maladies plutôt que pour les guérir. Et voilà pourtant ce que ne veulent pas comprendre ceux qui, d'une main trop imprudente, administrent ces remèdes violens de mauvais goût et d'odeur infecte qui composent en grande partie l'arsenal pharmaceutique. Mais l'instant n'est pas éloigné, nous en avons la confiance, où les hommes éclairés enfin sur des désordres aussi graves en feront justice, et les proscriront à tout jamais.

La plupart de nos affections ont leur source dans l'affaiblissement plus ou moins grave des organes. Or, n'est-il pas évident que toute médication qui accroît l'activité vitale, relève puissamment l'organisme, et l'aide à reprendre, par ses propres forces, son état normal, tandis que l'abus des doses énormes de médicamens violens a pour résultat immédiat de débiliter l'organisme, et de le jeter dans cet état déplorable où le laissent, presque toujours, les moindres affections maladroitement traitées. Nous l'avons déjà dit, notre méthode est toute naturelle, toute rationnelle, elle repose sur les lois invariables de la nature, elle aide, elle seconde ses efforts; à ces titres ne mérite-t-

elle pas la préférence sur toute autre, et les heureux résultats déjà obtenus ne méritent-ils pas notre admiration !

Et que l'on ne nous accuse point de mauvaise foi, car
ce que nous avançons est le résultat de notre conviction
intime, de notre propre expérience. Si aujourd'hui nous
jouissons d'une santé florissante, que jamais ne trouble la
plus légère indisposition, c'est à l'usage seul de notre méthode que nous en sommes redevable. Accablé pendant
dix-huit ans de toutes sortes de maux, nous eûmes aussi
recours aux soins des médecins les plus distingués, les
traitemens les plus variés ont été scrupuleusement suivis.
Un volume suffirait à peine pour contenir les formules des
différentes compositions qui nous ont été ordonnées. Vai-
nement l'on nous a prescrit le régime le plus rigide, les
bains de Baréges, de Plombières, de Luxeuil et bien d'autres,
tous ces moyens sont venus expirer impuissans devant
nôtre maladie désespérante.

La psore, ce fléau terrible, se représentait toujours sous
diverses formes. Chaque mois quelques symptômes dispa-
raissaient pour faire place à d'autres plus ou moins graves,
parce que toutes les médications étaient dirigées dans le
seul but de combattre les effets de la maladie, au lieu d'at-
taquer la maladie elle-même. C'était la racine du mal qu'il
aurait fallu extirper, et non les *effets*. Aussi, dès que *le
principe psorique*, source réelle du mal qui nous dévorait,
fut attaqué directement, nous vîmes, avec autant de satisfaction que d'étonnement, la maladie et ses symptômes
disparaître à la fois pour ne plus revenir.

Il est parfaitement démontré aujourd'hui que *ces principes psoriques, syphilitiques, sycasiques*, forment les trois
rameaux d'où naissent toutes les maladies; que l'invasion
dans l'organisation de l'un d'eux suffit pour engendrer
ces innombrables affections qui affligent l'humanité. En

effet, il n'est pas un sujet sur cent affecté d'une longue maladie qui n'ait eu ou la gale ou la syphilis ou la *sycose*, soit qu'il en ait été atteint à une époque quelconque de la vie, soit que ses parens lui en aient transmis le germe.

Cette vérité incontestable devrait éclairer et convaincre les malades que les affections visibles dont ils sont atteints ne sont que le résultat de la maladie cachée, et qu'il est au moins imprudent de s'attacher par des applications locales à combattre ces symptômes, car alors si l'on refoule momentanément le mal, on ne le rend que plus intense, on ne le guérit pas. Mais si l'on attaque dans son principe la cause du mal par des moyens appropriés à sa gravité et à son intensité, ainsi que notre méthode nous l'enseigne, et ainsi que nous le pratiquons toujours alors seulement la maladie et les symptômes qu'elle a provoqués disparaissent pour ne plus revenir. On ne détruit pas un arbre parce qu'on en coupe les branches, au contraire, ou ne lui en donne que plus de force, et les branches n'en repoussent que plus belles et plus vigoureuses. Il en est de même des maladies qui affligent l'humanité; tant que leurs racines ne sont pas extirpées, nous en voyons reparaître tous les symptômes, tantôt aux changemens de la lune, tantôt aux variations de la température, pendant les temps humides ou froids, après les fatigues occasionnées ou par les veilles ou par le travail, ou par les excès de quelque nature qu'ils soient. Ainsi, en dépit de nos soins et de nos efforts, le mal persiste toujours et, en ennemi implacable, il poursuit sans cesse ses ravages, marche vers sa tendance en détruisant la santé et le corps.

L'expérience est unanime sur ce point, aussi nous n'insisterons pas davantage, mais nous ferons remarquer dès ce moment, ainsi que le confirmeront plusieurs des observations qui suivent, que, sous l'heureuse influence de notre traitement, des organes qui avaient cessé leurs fonctions

et que l'on considérait comme morts ont repris leur flexi-
bilité, leur énergie normale, sans que, pour obtenir ces
résultats inespérés, nous ayons fait usage de la moindre application extérieure. Notre méthode est d'autant plus avan-
tageuse, elle doit par conséquent d'autant mieux fixer l'attention publique qu'elle a pour principe invariable de
rejeter exclusivement toutes les matières étrangères à la
composition du corps humain, et que par son emploi on
détruit victorieusement les virus rongeurs qui attaquent les
générations successives, sans jamais porter atteinte aux
organes vitaux.

Nous avons observé que toutes les maladies chroniques
qui affligent l'humanité ont pour cause l'invasion dans
l'organisme de la *psore*, de la *syphilis* ou de la *sycose*, et
que ce sont ces germes qu'il faut déraciner et détruire
avec des médicamens spécifiques, en laissant de côté cette
multitude de symptômes qui ne se manifesteraient pas
sans la présence dans le corps de l'homme de l'un ou
de l'autre de ces principes terribles qui, presque toujours, ont été répercutés. Nous ajouterons à ces trois causes
principales de toutes nos maladies une autre cause non
moins terrible, non moins redoutable que les autres, nous
voulons parler de l'introduction réitérée dans notre organisme de médicamens violens qui déterminent des maladies
artificielles. Or, ces maladies extraordinairement répandues
de nos jours, non seulement ne peuvent être guéries par la
médecine ordinaire, mais ne peuvent pas même être amé-
liorées par elle, puisque leur cause est due précisément aux
moyens qu'elle a employés précédemment.

On comprend que l'on oppose le mercure aux maladies
vénériennes naturelles, le soufre à la gale, puisque ces
médicamens en sont les spécifiques, lorsque surtout ils
sont administrés dans des proportions sages et raisonna-

bles; mais lorsque la présence du mercure dans nos organes s'annonce par le gonflement des os, que la surabondance de ce remède se décèle par des douleurs dans toutes les articulations, par la goutte, le gonflement des gencives, l'ébranlement des dents, la chute des cheveux, les ulcères du voile du palais, le gonflement des amygdales, les salivations abondantes, etc., que peut-on espérer de son administration à doses plus élevées? Absolument rien, si ce n'est une aggravation extrême des souffrances qui existaient préalablement ainsi que nous le voyons chaque jour.

Ces considérations puissantes nous ont déterminé à faire une étude spéciale des symptômes qui signalent l'abus qu'on a fait de telle ou telle drogue. Des expériences rigoureuses, mille fois répétées scrupuleusement, nous ont appris à découvrir les spécifiques qui combattent victorieusement chaque médicament, et la plupart de ces spécifiques consistent, dans beaucoup de cas, en applications d'eau fraîche variées à l'infini, en transpirations provoquées par notre propre chaleur, en boissons telles que le docteur Priesnitz les prescrit à Grœnfenberg (Silésie). Mais, indépendamment de ces moyens, nous avons aussi pour un grand nombre de cas une méthode qui nous est propre. De sorte que les maladies aiguës ou chroniques, qui proviennent d'un principe psorique, syphilitique ou sycosique, de l'abus du mercure ou de la présence dans l'organisme de quelque drogue dangereuse, ne peuvent longtemps résister à notre traitement malgré sa simplicité et la commodité qu'il offre à le suivre.

Nous le répétons, parce que nous désirons être compris de nos lecteurs, il n'est rien de plus commode que de prendre des médicamens qui n'ont ni goût ni odeur, et de suivre un régime qui consiste à éviter tout aliment trop épicé, acide ou indigeste; d'après ces renseignemens, on sera forcé d'avouer qu'il est impossible de suivre plus exactement les lois de la nature, qu'il est impossible d'employer des moyens plus doux et plus conformes à nos besoins, puisqu'ils ne changent rien à nos habitudes, puisque leur emploi ne peut causer ni répugnance ni dégoût.

Sans doute que l'action très modérée de notre traitement provoque néanmoins quelques malaises dans le principe, mais ils ne sont pas assez sensibles pour empêcher les malades de vaquer à leurs affaires, et d'ailleurs ces malaises annoncent les heureux résultats du traitement, et font espérer que le mal cédera bientôt.

Nous appelons l'attention de nos lecteurs sur quelques-unes de nos observations; ils y remarqueront que beaucoup de sujets guéris par notre méthode avaient été primitivement traités sans succès par les sommités médicales de la France, et que plusieurs parmi eux, considérés comme incurables, avaient été en quelque sorte abandonnés par leurs médecins qui, pour s'en débarrasser, leur avaient conseillé d'aller à la campagne ou de voyager.

Nous ferons remarquer également que la médecine ordinaire doit infailliblement échouer dans les maladies graves et notamment dans les affections scrofuleuses, dartreuses, cancéreuses, goutteuses, etc., en agissant d'après les indications et les préceptes de l'ancienne école. Un fait, pris entre mille, nous en fournira un exemple : lorsqu'un engorgement glanduleux se forme dans une partie quelconque chez un sujet scrofuleux, on recourt aussitôt aux émoliens, qui pour la plupart ont pour résultat d'affaiblir l'organisme, de gêner le mouvement du patient, et de l'obliger à garder le lit. Le plus souvent on ouvre l'abcès avec le bistouri, mais, hélas ! peine inutile, car à côté bientôt on n voit se former un second, un troisième plus volumineux que le premier. Sans doute le bistouri en fera encore justice, mais en les ouvrant on a la certitude que l'on n'obtiendra pas de plus beaux résultats. Certes, si la maladie était dans cette matière qui s'échappe de l'abcès rien ne nous paraîtrait plus naturel que de lui donner passage, mais comme cette matière n'est que le produit de la maladie, les diverses opérations ne hâtent nullement sa terminaison, elles contribuent à apaiser momentanément les douleurs qui se renouvellent bientôt plus intenses et plus aiguës. Et si par hasard il arrive qu'après des efforts inouïs la nature parvient à rejeter à la peau une dartre qui était fixée aux poumons ou à tout autre organe essentiel à la vie, on s'empressera de lui opposer des pommades ou la pierre infernale qui la refouleront vers son siége primitif, et dès-lors une toux opiniâtre, qui aurait cessé pendant la présence de la dartre sur la peau, reparaîtra pour ne plus quitter le patient jusqu'à ce que des soins mieux appropriés l'aient débarrassé de sa maladie et de ses symptômes.

Pour les cancers, on conseille l'opération après avoir épuisé les ressources que nous avons signalées, et, par les mêmes raisons que nous avons exposées, l'opération ne peut avoir des résultats plus satisfaisans, puisque le principe de ce cancer, comme des dartres, des engorgemens et de toutes nos maladies ne se trouve pas à la surface de la peau mais bien dans le sang, et non pas une faible partie du sang, ainsi que semblent le croire, bien à tort sans doute, ceux qui ont recours aux saignées, croyant ainsi enlever au malade la portion du sang vicié, comme si le sang restait stationnaire, ce que dément la circulation; mais il faut que toute la masse du sang soit purifiée si l'on veut guérir radicalement une affection quelconque. Et voilà le but que nous atteignons par le mode de traitement que nous avons adopté. Nous détruisons le germe des maladies en nous appliquant à purifier, à régénérer le sang. C'est là évidem-

ment la seule et vraie manière de guérir; tandis que combattre un à un les symptômes à mesure qu'ils se manifestent
c'est non-seulement ne pas guérir, mais exposer le malade
aux dangers les plus graves, et compromettre à tout jamais
le repos et le bonheur de savie. Cette vérité incontestable se
déduit naturellement de toutes les observations qui suivent
et de toutes les guérisons que nous avons obtenues; elle se
corrobore encore de l'impuissance désespérante où se trouve
l'ancienne médecine de guérir les maladies de poitrine,
les battemens et les palpitations de cœur, l'ashtme, l'apoplexie et la paralysie, que nous faisons céder; ainsi que les
maux de tête, les maux d'yeux, la dureté de l'oreille,
les gastrites, les coliques, les diarrhées, les constipations
opiniâtres, les rétentions d'urine, les fistules, les cancers,
les fièvres de toute espèce, les étourdissemens, les convul-
sions, les maux de nerfs, la maigreur, et toutes les infirmités qui affligent l'espèce humaine.

Nous répétons que nous faisons céder promptement l'intensité de toutes ces maladies, que nous les guérissons
toujours en attaquant le mal dans sa source, sans violence,
sans secousses, sans ajouter de nouvelles souffrances à
celles qui épuisent déjà les forces physiques et morales du
malade, et surtout sans prodiguer le sang, qui est la force
et la vie! Nous faisons des vœux pour que notre voix soit
entendue, et que l'on ajoute foi à toutes les observations qui
suivent. Nous l'avons dit, nous tenons à la disposition de
tous ceux qui désireront les consulter les noms et les
adresses de toutes les personnes que nous avons guéries,
nous serons heureux qu'avant de nous honorer de leur
confiance, elles s'adressent à ces personnes qui, comme nous,
ne sont pas intéressées à en imposer. Une dernière observation que nous croyons devoir faire, c'est que, mieux
que personne, nous connaissons les devoirs de l'humanité,

nous acceptons avec autant de reconnaissance l'or du riche
et l'obole du pauvre ; disons mieux , nous ne regardons jamais l'offrande qui nous est faite , et , à l'avenir comme par
le passé, le pauvre qui viendra nous consulter emportera ,
avec l'espérance d'être soulagé , les moyens de hâter sa guérison , car, pour nous, jamais la médecine n'a été un but
de spéculation et de fortune ; d'autres sentimens plus nobles
et plus élevés nous ont toujours animé et soutenu dans
la carrière que nous suivons avec persévérance. Le soulagement de l'humanité souffrante, la disparition de la plupart des infirmités qui l'accablent, le bonheur de l'homme,
voilà la plus douce et la seule récompense que nous ambi-
tionnons.

GUÉRISONS OBTENUES PAR NOTRE MÉTHODE.

PREMIÈRE OBSERVATION.

MIGRAINE.

Mademoiselle S., 52 ans, brune, tempérament sanguin-nerveux,
demeurant à Paris.

Son père avait la goutte ; sa mère une névralgie qui changeait
de place. Depuis son enfance, elle était affectée de froid aux pieds,
suivi de migraines, avec élancemens dans la tête ou les tempes,
se renouvelant 3 à 4 fois par semaine, qui l'obligeaient de se mettre
au lit. Par les temps froids et humides, les douleurs devenaient
intolérables ; elle vomissait tout ce qu'elle prenait. Fatiguée de
prendre des médicamens qui palliaient le mal , elle vint nous consulter, et fut guérie *radicalement* au bout de 5 mois.

2ᵉ OBSERVATION.

OPHTALMIE SCROFULEUSE.

Mademoiselle T., âgée de 14 ans, blonde, demeurant à Paris,
tempérament lymphatique.

Née de parens psoriques, elle était affectée depuis huit ans d'une
ophtalmie qui l'empêchait de supporter la lumière. Les paupières
étaient fermées le matin, rouges et gonflées, avec un écoulement
très abondant de larmes brûlantes qui escoriaient les paupières et
les joues. Chaleur, battement dans les yeux, avec sensation comme
s'il y avait du sable, fièvre le soir et la nuit. Trois mois de notre

traitement ont suffi pour guérir cette jeune personne, qui prend de l'embonpoint, la nature n'ayant plus à lutter contre ce vice scrofuleux.

3ᵉ OBSERVATION.

ESQUINANCIE.

M. P., âgé de 10 ans, blond, tempérament lymphatique, demeurant à Paris,

Etait périodiquement affecté d'esquinancies depuis l'âge de 2 ans qu'il avait eu la gale. Nonobstant les conseils de médecins très recommandables, le mal faisait toujours des progrès. On remarquait un gonflement considérable du voile du palais, avec engorgement des glandes amygdales, qui étaient rouges, enflammées, et empêchaient d'avaler la salive. Chaleur et rougeur de la langue, du gosier, avec douleurs intolérables dans le fond de la gorge, enrouement et péril de suffocation : il ressentait des élancemens, des bourdonnemens dans les oreilles, avec bruissemens et tintemens occasionnant une surdité qui s'était déjà manifestée à plusieurs époques.

Persuadé que le vice psorique était la cause de ces désordres, nous dirigeâmes notre traitement vers ce but, et nous réussîmes à le guérir, à la satisfaction de ses parens, qui, avec raison, étaient alarmés.

4ᵉ OBSERVATION.

DENTITION DIFFICILE.

Le fils de M. P., âgé de 10 mois, demeurant à Paris,

Fut affecté d'un gonflement des gencives, avec coliques, diarrhées et mouvemens convulsifs excités par la sortie difficile des dents. Il pleurait sans cesse, vomissait ce qu'il prenait, et avait une fièvre très intense. Sa mère lui fit suivre notre méthode pendant quelques jours, et tous les accidens cessèrent. Les dents incisives paraissaient au second jour du traitement.

5ᵉ OBSERVATION.

GONFLEMENT ET SAIGNEMENT DES GENCIVES.

M. L., 48 ans, brun, tempérament sanguin-lymphatique, demeurant à Paris.

Eut une blennorrhagie qui dura cinq mois; dix-huit mois après, une éruption pustuleuse sur la figure qui fut répercutée. Depuis ce moment, il est affecté d'un gonflement des gencives, avec suppuration continuelle. Le moindre attouchement détermine des hémorrhagies abondantes. Bouche amère le matin, aphtes sur la langue qui saignent souvent. Point d'appétit, avec renvois d'un goût de poisson gâté. Grande soif d'eau froide.

La seconde semaine de notre traitement, le malade vit tous les symptômes s'affaiblir de jour en jour, de sorte qu'au printemps, ces gencives étaient aussi fermes que s'il n'y avait jamais eu mal. Il avait pris de l'embonpoint et se portait parfaitement.

— 14 —

6ᵉ OBSERVATION.

GASTRITE CHRONIQUE.

M. D., âgé de 38 ans, blond, tempérament sanguin, demeurant à Paris,

Eut la gale dans son enfance, suivie d'une extinction de voix complète.

Depuis huit ans, il éprouve des douleurs de pesanteur à l'estomac après avoir mangé, avec grande sensibilité de la région épigastrique qui l'empêche de serrer ses vêtemens. Désir immodéré d'eau sucrée, avec dégoût et aversion des alimens. Quelquefois chaleur brûlante depuis la gorge jusqu'à l'estomac, avec coliques de tortillemens dans le ventre, et gonflement de la poitrine qui l'empêche de respirer. Renvois aigres ou amers. Brisure de tous les membres; frissons et chaleur la nuit, avec rêves effrayans qui troublent le sommeil.

Tel était l'état du malade lorsque nous fûmes consulté.

Eut plusieurs maladies syphilitiques.

Quatre mois après, les symptômes avaient disparu, et avant l'hiver la cause de ce mal était anéantie.

7ᵉ OBSERVATION.

HÉPATITE OU ENGORGEMENT DU FOIE.

M. G., âgé de 38 ans, brun, tempérament sanguin-bilieux, demeurant à Paris,

Ressentait depuis six ans des pesanteurs au front, des élancemens dans la région de l'estomac, avec douleurs sourdes dans le foie; grande sensibilité du côté droit au toucher, avec gonflement du ventre occasionné par des vents. Figure pâle, langue jaune; renvois acides brûlans, vomissemens de bile verte, avec goût d'œufs gâtés. Constipation habituelle, avec efforts sans résultat, précédés de coliques.

La mère de ce monsieur ayant succombé à une maladie analogue, on consulta toutes les sommités médicales pour le guérir. Mais leurs conseils furent sans aucun succès. Appelé le 27 janvier dernier, nous fûmes assez heureux pour le voir radicalement guéri le 13 mai suivant.

8ᵉ OBSERVATION.

COLIQUES AVEC DIARRHÉES.

M. D., âgé de 34 ans, blond, tempérament nerveux, demeurant à Paris,

Eut des dartres et la gale. Depuis un an, il était atteint de coliques déchirantes, suivies de diarrhées qui alternaient avec des vomissemens de mucosités jaunes. La figure était triste et décomposée, les yeux renfoncés, langue blanche, avec goût de pourri; ballonnement du ventre, selles inaperçues et ténesmes; crampes dans les membres, avec faiblesse générale et insomnie.

Quelques jours de notre traitement l'ont bientôt rétabli. Il jouit maintenant de la plus belle santé.

9ᵉ OBSERVATION.

CONSTIPATION OPINIATRE.

M. le curé B., 45 ans, brun, tempérament sanguin-lymphatique.

N'avait jamais pu évacuer sans lavement. Depuis 15 ans surtout la constipation était devenue si opiniâtre que, malgré les remèdes avec du beurre frais, l'huile de ricin, etc., etc., il n'allait à la garde-robe que tous les six à huit jours, ce qui lui occasionnait une douleur déchirante dans l'estomac et le bas-ventre correspondant dans le dos. La tête était lourde, le visage rouge, la bouche très sèche et brûlante.

Par l'application de notre méthode, nous avons vaincu cette maladie en cinq mois.

10ᵉ OBSERVATION.

RÉTENTION D'URINE.

M. M., âgé de 45 ans, fort, tempérament sanguin, demeurant à Paris,

Depuis dix-huit ans, il souffrait d'une rétention d'urine que les traitemens allopathiques avaient aggravée.

Lorsque nous fûmes appelé il n'avait pas uriné depuis trois jours malgré le besoin pressant qu'il éprouvait ; il ne trouvait de repos dans aucune position, et n'osait apaiser la soif ardente qui le tourmentait, dans la crainte d'accroître les besoins d'uriner. La région de la vessie paraissait extraordinairement gonflée, et ne supportait pas le plus léger attouchement.

Le lendemain il se montra quelques gouttes d'urine mêlées de sang.

Nous employâmes largement l'hydropathie conjointement avec notre méthode, et le quatrième jour les symptômes diminuèrent beaucoup. A la fin de l'année la guérison était achevée complétement.

11° OBSERVATION.

FISTULE A L'ANUS.

M. L., âgé de 52 ans, blond, tempérament nerveux, demeurant a Paris,

Son père et sa mère étaient psoriques.

Il eut des gourmes, la gale à 18 ans qui reparaissait les hivers; plusieurs gonorrhées repercutées après de très longs traitemens. Depuis huit ans il était survenu un écoulement puriforme a l'anus qui salissait continuellement le linge et l'obligeait d'aller à la garde-robe toutes les deux à trois heures, et troublait son sommeil, en sorte qu'il n'avait de repos ni le jour ni la nuit.

Le teint était pâle, les yeux caves, et, malgré un vif appétit, il était d'une maigreur extrême, les alimens qu'il prenait étant rendus de suite.

Au bout de trois semaines de traitement, tous les symptômes étaient bien amendés, les cuissons et les chaleurs de l'anus étaient passées. Il ne restait plus qu'un léger écoulement d'humeur qui persista jusqu'à la fin de l'année, et disparut enfin, à la grande satisfaction du malade, qui avait consulté toutes les sommités médicales sans succès.

12e OBSERVATION.

CHLOROSE OU APPARITION DIFFICILE DES PREMIÈRES RÈGLES.

Mademoiselle D., âgée de 16 ans, demeurant à Paris,

D'une santé faible et languissante depuis deux ou trois ans, vint nous consulter en avril dernier.

Elle n'était pas encore réglée malgré l'usage des remèdes ordinaires et l'emploi des préparations ferrugineuses sous toutes les formes. La face était bouffie, entièrement décolorée et d'une teinte jaune paille; les lèvres et les gencives d'une pâleur remarquable: le regard sans expression, et les yeux fortement cernés. Elle éprouvait de la difficulté pour respirer, manquait d'appétit, et vomissait souvent, ce qui la rendait triste et chagrine.

En un mot, elle arriva à un point si pitoyable qu'elle avait l'air d'un spectre ambulant.

Pendant la première semaine de notre traitement, les malaises augmentèrent, et ce ne fut que vers la fin de mai que les règles parurent. Alors toutes les fonctions reprirent leur cours naturel, et à la fin d'août elle était méconnaissable, offrant l'aspect d'une jeune fille florissante.

15e OBSERVATION.

LEUCORRHÉE OU FLEURS BLANCHES.

Madame L., âgée de 21 ans, blonde, tempérament sanguin-nerveux, demeurant à Paris,

Eut la gale à 6 ans; à dix ans, elle éprouvait des étourdissemens à tomber, des élancemens dans les tempes; à 15 ans, règles irrégulières, en petite quantité, de sang pâle. Un peu plus tard, leucorrhée, avec démangeaisons, jaune, fétide, très abondante, avec tiraillemens d'estomac, et besoin continuel de prendre des alimens.

Violente cuisson en marchant et à la chaleur du lit aux parties génitales. Grande maigreur. Caractère triste et irritable

Dans un âge plus avancé, nous aurions été probablement plus de deux mois à détruire ce vice psorique: mais, secondé par l'assiduité de la malade à suivre nos conseils, nous en avons triomphé dans ce peu de temps.

14e OBSERVATION.

AMÉNORRHÉE ou SUPPRESSION des RÈGLES.

Madame B., âgée de 28 ans, brune, tempérament lymphatique, demeurant à Paris

Son père et sa nourrice avaient eu la gale. Depuis cinq ans les règles diminuaient, sans savoir à quelle cause l'attribuer.

Le 29 mai dernier, elles se sont supprimées malgré l'usage des préparations ferrugineuses et l'emploi des divers moyens conseillés par des médecins distingués.

La malade éprouvait des faiblesses, avec vertiges et évanouissemens. La figure était pâle, vieillie; bouche pâteuse, sans appétit, et douleurs sourdes dans le bas-ventre. Grande tristesse.

L'expérience démontre chaque jour qu'il suffit d'employer les anti-galeux pour vaincre toutes ces sortes de maladies, et c'est ce que nous avons fait avec un avantage incontestable; car ses règles sont venues après six semaines de traitement, et sa santé est aujourd'hui très bonne.

15° OBSERVATION.

MÉTRORRHAGIE ou PERTE SANGUINE.

Madame D., âgée de 34 ans, demeurant à Paris.

Son père avait eu des dartres, et sa mère un rhumatisme goutteux.

Elle accoucha de son troisième enfant dans les premiers jours de septembre. Quatre heures après, le ventre devint gonflé, très douloureux, avec des coliques élançantes qui portaient sur le siége comme pour accoucher, suivies de métrorrhagie excessive, avec des caillots de sang. La perte de son enfant, qu'elle vit mourir le quatrième jour, lui occasionna un chagrin si violent que les lochies se supprimèrent : les seins, qui étaient tendus, se flétrirent : la tête, la figure devinrent gonflées, rouges, avec des douleurs battantes, élançantes et tiraillantes dans le cerveau.

Notre méthode a fait céder bien vite tous ces désordres : mais pour en détruire la cause, qui était compliquée de plusieurs miasmes, il nous a fallu onze mois de soins assidus.

16° OBSERVATION.

EXCROISSANCES SYCOSIQUES.

M. O., âgé de 45 ans, tempérament nerveux, demeurant à Paris

Son père et sa mère avaient des verrues. A l'âge de 18 ans, à l· suite d'écart, il vit paraître des fics ou excroissances sycosiquea entre le prépuce et le gland, très petits dans le commencements qui devinrent volumineux dans l'espace de deux mois.

Ils saignaient au moindre attouchement, et rendaient un pus fétide, avec des douleurs de picotemens et brûlemens qui devenaient insupportables.

On cautérisa avec la pierre infernale ces végétations, qui restèrent dans un état de sommeil pendant deux mois : mais, à la suite d'un écart de régime, elles s'étaient développées, et devinrent longues et rouges comme des crêtes de coq.

En désespoir de cause, il suivit notre méthode, et fut positivement guéri de cette maladie, qui l'avait changé à ce point qu'on ne le reconnaissait plus.

17° OBSERVATION.

ULCÈRE A LA MATRICE.

Madame L., âgée de 59 ans, tempérament sanguin-lymphatique, demeurant à Paris,

Dans son enfance, elle eut beaucoup de gourmes à la tête, et sur les joues des glandes engorgées, et la gale qui fut traitée avec des pommades sulfureuses.

A dix-neuf ans, son mari lui communiqua la syphilis que l'on répercuta par l'emploi des moyens violens. Quelque temps après, il survint des pertes excessives qui se renouvelaient tous les quatre à cinq jours., avec grandes faiblesses et syncopes. De nombreuses saignées et la diète arrêtèrent la métrorrhagie momentanément, mais jetèrent la malade dans un état de marasme complet. La matrice était engorgée, ce qui provoquait une sensibilité dans le bas-ventre qui ne permettait pas la moindre pression.

La malade éprouvait des douleurs élancantes et pressives de haut en bas vers l'utérus ; une leucorrhée fétide très abondante, avec sortie de temps en temps d'un peu de sang noir mêlé d'un pus liquide d'une odeur cadavéreuse ; tiraillemens d'estomac et vomissemens des alimens et boissons, avec dégoût de toute chose.

Cette maladie, l'une des plus dangereuses pour les femmes, réclamait une attention d'autant plus scrupuleuse qu'elle avait été considérée comme incurable. Comme toutes les autres, elle fut vaincue, à la grande surprise des parens et des amis de M. L.

48ᵉ OBSERVATION.

SYPHILIS.

M. V., âgé de 26 ans, brun, tempérament nerveux, demeurant à Paris,

Depuis onze mois était affecté d'un écoulement alternativement léger et abondant, avec chaleur, cuisson dans l'urétre et grande difficulté d'uriner. Deux tumeurs s'étaient formées aux plis des aines, à côté de celles qui, deux mois auparavant, avaient été ouvertes. Par le mouvement, elles lui occasionnaient de si vives douleurs qu'il était obligé de rester couché.

Toutes les célébrités en ce genre avaient été consultées, et l'on peut avancer que la maladie n'avait revêtu un caractère aussi grave qu'à cause de l'abondance des mercuriaux que l'on avait administrés ; car, à mesure que nous combattions ses effets, le mieux se manifestait.

49ᵉ OBSERVATION.

CORIZA CHRONIQUE.

Madame C., âgée de 61 ans, demeurant à Paris,

Eut, à la cessation de ses régles, des hémorrhagies nasales qui mirent plusieurs fois sa vie en danger, un coriza qui dura dix ans, avec gonflement excessif du nez.

Vers quatre heures du soir, il survenait un écoulement abondant de sérosité liquide, âcre et brûlante, qui escoriait les ailes du nez et la levre supérieure. Ensuite un picotement, un fourmillement se manifestait dans le nez, qui se gonflait et l'empêchait de respirer autrement que par la bouche. Elle ressentait également des élancemens dans les tempes, avec une chaleur brûlante dans le front et les yeux qui troublait le sommeil, et occasionnait une petite fièvre permanente.

Après avoir épuisé tous les moyens connus sans succès, plusieurs médecins lui ayant conseillé de changer de climat, elle consulta des médecins célèbres de Belgique, d'Angleterre et d'Espagne qui n'apportèrent qu'un faible soulagement à ses maux.

Enfin elle suivit notre méthode pendant quatre mois, et se félicite aujourd'hui d'être délivrée d'une affection aussi invétérée qui faisait son désespoir.

20° OBSERVATION.

HÉMOPTHISIES ou CRACHEMENS DE SANG.

M. B., âgé de 55 ans, brun, tempérament lymphatique, demeurant à Paris,

Eut la gale dans son enfance, avec des inflammations de poitrine.

Après un travail pénible, il fut pris d'un crachement de sang abondant.

L'année suivante, il survint une toux violente par accès, suivie de vomissemens de sang rouge en caillots, avec battemens et palpitations de cœur. Toux asthmatique, avec douleurs déchirantes dans la poitrine, et impossibilité de respirer. Fièvre, avec grande agitation. Depuis vingt ans, les digestions ont toujours été pénibles, particulièrement dans les temps humides et froids.

En douze jours nous avons combattu les symptômes les plus alarmans de cette maladie, et en trois mois il a été parfaitement guéri.

21° OBSERVATION.

CATARRHE PULMONAIRE.

M. R., âgé de 36 ans, brun, tempérament nerveux, demeurant à Paris,

Eut la gale et plusieurs maladies vénériennes. A l'âge de trois ans, il fut atteint d'un vomissement de sang qui mit sa vie en danger. De dix-huit à vingt-deux ans, il éprouva de violens maux de tête qui ne se passaient qu'après des hémorrhagies nasales excessives.

Depuis cinq ans, il éprouva une toux sèche le matin, provoquée par un chatouillement au larynx. Grande difficulté d'expectorer des mucosités qui sont quelquefois teintes de sang, et le plus souvent d'un gris foncé ou jaune. Écoulement très abondant d'eaux âcres par le nez pendant le froid. Bouche pâteuse, vésicules sur la langue qui saignent facilement. Dégoût des alimens, avec pesanteur d'estomac. Difficulté de respirer en montant ou marchant vite. Insomnie la nuit, avec abattement et envies de dormir le jour.

Témoin d'une guérison analogue que nous avons obtenue, et contre laquelle on avait employé tous les moyens ordinaires sans résultat, il vint réclamer nos soins, et s'en réjouit tous les jours; car il se porte à merveille, et n'a plus rien à redouter de ce catarrhe qui menaçait d'avoir des suites fâcheuses.

22° OBSERVATION.

HYPERTROPHIE OU ANÉVRISME DU CŒUR.

M. F., âgé de 60 ans, brun, tempérament sanguin-lymphatique, demeurant à Belleville,

Eut la gale à 15 ans, plus tard des maladies syphilitiques négligées, et souvent de mauvaises digestions. A vingt-huit ans, il éprouva un accès de colère qui fut suivi d'une extinction de voix, de palpitations et de battemens de cœur, il en est résulte une toux continuelle plus forte le matin, avec douleurs élançantes et déchirantes dans la poitrine. Maintenant la respiration est râlante sibilante, avec oppression de poitrine et battemens de cœur qui s'aggravent par le mouvement plus fort le soir et pendant les temps humides. Le cœur a pris un si grand développement et ses battemens sont si violens qu'ils ont produit une érosion en dedans des côtes et au sternum. Lorsqu'on touche les parois de la poïtrine correspondant au cœur, il semble que ce dernier n'est plus retenu que par l'épaisseur de la peau. Les carotides forment une tumeur allongée et arrondie sur les parties latérales du cou depuis leur sortie de la poitrine au-dessous des clavicules jusqu'au dedans de l'angle interne de la mâchoire inférieure. Le cœur, la crosse de l'aorte et les carotides compriment tellement l'œsophage et la trachée-artère que la déglutition et la respiration se font avec la plus grande difficulté.

La percussion fait entendre une matité en avant, en arrière et dans l côté gauche de la poitrine.

À l'auscultation, on distingue faiblement les mouvemens d'inspiration et d'expiration dans le poumon droit, mais on ne peut pas les remarquer dans le gauche.

Impossibilité de se baisser ce qui le force de se renverser en arrière et de rester couché sur le dos, avec danger de suffocation.

Pouls faible, transpiration froide, très abondante, insomnie avec rêves effrayans.

Lorsque nous fûmes réclamé le malade était dans cette position déplorable. Assisté de trois médecins qui l'avaient soumis à la méthode Valsalva, à une diète absolue, après l'avoir saigné, sinapisé, etc., etc., et lui avoir fait prendre la digitale, le sirop de pointes d'asperges, ainsi que toutes sortes de potions.

La promptitude avec laquelle nous avons obtenu la guérison de cette maladie réputée incurable nous dispense de tout commentaire. Les faits parlent assez haut !

23e OBSERVATION.

ASTHME SUFFOCANT.

Madame R., âgée de 51 ans, blonde, tempérament sanguin, demeurant à Paris.

Eut la gale à trois ans, des gourmes et des glandes engorgées.

Depuis 18 ans elle était affectée d'accès d'asthme, avec oppressions de poitrine. Par les changemens de temps les, accès étaient si violens qu'elle était obligée de se mettre à la fenêtre, deux ou trois heures de la nuit, pour respirer.

Râle dans la poitrine, avec péril de suffocation en marchant ou montant un escalier. Élancemens dans les lombes et sensation comme s'il y avait un corps étranger dans le gosier qui l'oblige de tousser.

En vain l'on voudrait énumérer tous les remèdes que cette dame a employés pour se guérir, ainsi que tous les médecins qu'elle a consultés. Le plus grand nombre lui procurait un peu de soulagement dans le commencement, mais les accès revenaient au bout du quinze à vingt jours. Aussi nous écrit-elle : « Votre méthode a pu seule écraser mon ennemi; mon bonheur est de pouvoir le répéter à toutes les personnes qui souffrent de cette horrible maladie.

24° OBSERVATION.

RHUMATISMES GOUTTEUX.

M. P., âgé de 67 ans, brun, tempérament sanguin, demeurant à Paris.

Son père avait des dartres farineuses. Pendant son séjour à l'armée, le malade se couchait souvent sur la terre, et ayant chaud reçut des pluies excessivement froides.

Depuis onze ans il était affecté d'un gonflement, avec rougeur, tension, raideur des genoux et des chevilles; de douleurs élançantes tiraillantes, qui augmentaient le soir et la nuit, l'empêchaient de croiser les genoux et les jambes. Lorsqu'il voulait marcher ou rester debout, il était pris de crampes, de tremblemens dans les extrémités inférieures qui l'obligeaient de s'asseoir ou de se coucher pour ne pas tomber. Aux changemens de saisons, il éprouvait des accès de goutte qui faisaient naître des tumeurs aux genoux et aux chevilles. La peau devenait d'abord rouge, tendue, avec élancemens et battemens, puis elle s'ouvrait, et il en sortait une substance blanche et friable.

Les douleurs étaient très mobiles et se portaient tantôt à la tête et sur les gencives, tantôt sur la poitrine ou l'estomac, paralysaient les fonctions digestives, et occasionnaient des fièvres intenses.

Notre première visite eut lieu le 15 février, et le 30 mars M. P. venait nous témoigner sa reconnaissance pour le soulagement que lui procurait notre traitement. Cinq mois après, il était entièrement guéri.

25° OBSERVATION.

APOPLEXIE suivie de PARALYSIE.

M. A., âgé de 48 ans, tempérament sanguin, demeurant à Paris.

Sujet à de fréquens accès de goutte, il était resté, après une violente attaque d'apoplexie, paralysé de tout le côté droit, qui était quelquefois d'un froid glacial, d'autres fois d'une chaleur brûlante. Le coin de la bouche du côté droit était tourné vers l'oreille. Le malade ne pouvait fermer l'œil gauche, qui était immobile, rouge et gonflé, ainsi que les paupières et la joue du même côté, ce qui rendait la physionomie affreuse.

Les saignées successives, loin d'améliorer sa position, l'avaient affaibli à ce point qu'il ne pouvait plus bouger. Les boissons et les alimens pesaient sur l'estomac, et provoquaient des envies de vomir.

Etourdissement et somnolence le jour, avec impossibilité de dormir la nuit.

Nous avons vu peu de maladies chroniques de ce genre où l'amélioration ait été aussi prompte que dans celle-ci; elle se déclara le quatrième jour, et fut si rapide qu'au bout de trois semaines, le malade était méconnaissable, la distorsion du visage avait disparu, l'appétit était bon et les forces revenaient.

26° OBSERVATION.

ÉPILEPSIES.

Mademoiselle P., âgée de 24 ans, tempérament nerveux, demeurant à Nanterre,

Eut la teigne et la gale dès ses premières années. A la suite de chagrins, elle éprouva des accès hystériques pendant cinq semaines, puis épileptiques, rares et légers dans le commencement, et qui par la suite devinrent fréquens et violens.

Les accès commençaient toujours à trois heures du soir, et se manifestaient par un cri d'effroi, avec perte de connaissance et chute immédiate. Les pouces des mains étaient renversés, les muscles du visage agités ; grincement de dents, avec écume abondante sur les lèvres. Elle se mordait la langue et se déchirait la peau.

Pendant quelques années, les émissions sanguines, la valériane, le nitrate d'argent, les bains de surprise, etc., furent employés sans succès.

A notre méthode seule appartenait le bonheur de cette guérison.

27ᵉ OBSERVATION.

DARTRES HÉRÉDITAIRES.

M. G., âgé de 43 ans, grand, mince, demeurant à Paris.

Sa nourrice lui communiqua la gale à 6 mois.

Depuis douze ans, il est affecté d'ulcères dartreux et variqueux aux jambes et aux chevilles qui l'empêchent de tendre, de fléchir les pieds, et de les appuyer par terre, ce qui l'oblige de marcher avec des béquilles. Tous les jours, il se forme des vésicules remplies de sérosités jaunes sur les chevilles avec grandes démangeaisons. Sur différentes parties du corps, on remarquait des dartres farineuses d'une teinte jaune cuivrée. La peau des extrémités supérieures était tendue, gercée, et lui occasionnait des douleurs tiraillantes et déchirantes, plus fortes par le mouvement.

Il éprouvait souvent des hémorrhagies des gencives qui se renouvelaient en mangeant, des douleurs rhumatismales dans le dos et les lombes, avec raideur dans les épaules. Froid de glace dans les pieds et les mains. Après avoir épuisé tous ses moyens d'existence, il passa six ans dans les hôpitaux de Paris, espérant y trouver quelques soulagemens ; mais vain espoir ! Tous les conseils des médecins furent sans succès, et, après un séjour plus ou moins prolongé dans chaque hospice, on lui donnait de nouvelles béquilles, et on l'invitait à céder sa place à un autre, vu qu'il s'opposait à ce qu'on lui coupât la jambe.

Notre attention étant toujours dirigée contre les maladies qui ont résisté à tous les moyens connus, et regardées comme incurables, nous résolûmes de le guérir, et nous avons réussi.

Après un an de traitement, le malade quitta les béquilles, et s'aidait encore avec une canne, les articulations étant toujours raides, faibles et douloureuses. Mais maintenant il se porte très bien, la marche est libre, toute la peau nettoyée, et il a recouvré une santé sur le retour de laquelle il ne comptait plus.

28ᵉ OBSERVATION.

FIÈVRE CÉRÉBRALE.

Madame L., âgée de 31 ans, brune, lymphatique, demeurant à Paris,

A la suite d'une vive colère, fut affectée de maux de tête, avec élancemens dans le front et chaleur brûlante dans le cerveau. Les yeux étaient saillans, les paupières fermées, la langue rouge sur les bords et jaune au milieu. La respiration était gênée, le pouls plein, dur et fréquent, avec assoupissement profond. Fièvre, avec perte de connaissance ; ne faisant aucune réponse aux questions qu'on lui adressait.

Notre traitement a promptement fait justice de cette maladie, qui effrayait les parens.

29° OBSERVATION.

SCROFULEUX DE NAISSANCE.

M. W., âgé de 14 ans, demeurant à Paris.

Son père eut deux fois la gale, sa mère fut atteinte d'engorgemens dans les glandes du col et des seins. Ils eurent trois enfans dont deux succombèrent, à l'âge de 5 à 6 ans, par suite de maladie scrofuleuse. Le troisième était affecté du même vice scrofuleux pour lequel on avait épuisé tous les remèdes connus.

La figure était pâle et maigre; les yeux fermés, les paupières rouges, gonflées et collées, de telle sorte qu'il ne voyait plus depuis six semaines.

Les parotides étaient volumineuses et formaient des tumeurs inégales de chaque côté du col, ce qui changeait toute la physionomie. Les coudes les poignets et les articulations des doigts étaient engorgés et ulcérés, ainsi que le genou et le talon du côté droit, avec dénudation des os, ce qui paralysait la flection et l'extension le malade n'éprouvait aucune douleur, même en pressant fortement les tumeurs comme si elles étaient privées de vie, et la peau qui les recouvrait était dévorée par des ulcères, recouverte de cicatrices d'une teinte violette. Ces ulcères rendaient une très grande quantité de pus clair très fétide, mêlé de flocons blancs comme du lait caillé. Dans son désespoir, la mère confia cet enfant à nos soins. On eût dit qu'il pressentait le soulagement que devait lui procurer notre traitement, car il s'y livra avec l'ardeur et l'assiduité d'un homme fait.

Au bout de cinq mois une amélioration remarquable s'était manifestée. Aujourd'hui il est parfaitement guéri.

30° OBSERVATION.

BRULURES OCCASIONNEÉS PAR SUITE DE L'EXPLOSION DU GAZ.

Madame S., demeurant à Paris.

Fut presque entièrement brûlée par une explosion de gaz qui eut lieu, le 25 septembre dernier, chez M. Buisson, r. de Richelieu, 10. Les mains, les bras, les épaules, la poitrine, le col, les joues, les yeux, l'intérieur de la bouche et le front, ne présentaient qu'une large plaie. On ne distinguait plus qu'une masse informe, offrant un spectacle affreux. Son état était si alarmant que les journaux annoncèrent que l'on désespérait de ses jours.

Une autre personne atteinte par le même feu, mais beaucoup moins grièvement blessée fut traitée par la médecine ordinaire. Et après un long séjour à l'hospice St-Louis, en sortit défigurée pour sa vie, tandis qu'au moyen de notre méthode nous avons guéri madame S. sans laisser la moindre trace de brûlures.

Tous les organes qui avaient été affectés sont à l'état normal, ainsi que la peau, sur laquelle, comme nous l'avons dit, on ne remarque pas la plus petite trace.

Imp. de P. BAUDOUIN, rue des Bouch.-St-Germ., 38.

LISTE

DES PRINCIPALES MALADIES GUÉRIES
à l'aide de notre traitement.

1. Migraine.
2. Ophtalmie scrofuleuse.
3. Esquinancie.
4. Dentition difficile.
5. Gonflement et Saignement des Gencives.
6. Gastrite chronique.
7. Hépatite ou Engorgement du Foie.
8. Coliques avec Diarrhées.
9. Constipation opiniâtre.
10. Rétention d'urine.
11. Fistule à l'anus.
12. Chlorose ou apparition difficile des premières règles.
13. Leucorrhée ou Fleurs blanches.
14. Aménorrhée ou suppression des règles.
15. Métrorrhagie ou perte sanguine.
16. Excroissances sycosiques.
17. Ulcères de la matrice.
18. Syphilis.
19. Coriza chronique ou Rhume de cerveau.
20. Hémopthysies ou Crachemens de sang.
21. Catarrhe pulmonaire
22. Hypertrophie ou anévrisme du cœur.
23. Asthme suffocant.
24. Rhumatisme goutteux.
25. Apoplexie suivie de Paralysie.
26. Epilepsie.
27. Dartres héréditaires.
28. Fièvre cérébrale.
29. Scrofuleux de naissance.
30. Brûlures occasionnées par l'explosion du gaz.

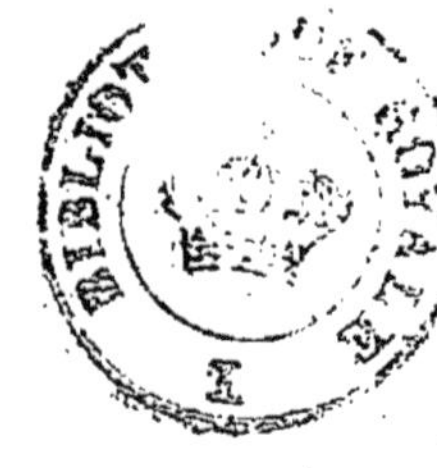